Pérdida De Peso

Obtener una pérdida de peso eficiente a través de
métodos holísticos

*(Recetas deliciosas y nutritivas para adelgazar y
equilibrar las hormonas)*

Bernardino López

TABLA DE CONTENIDOS

Introducción

Muchas de nosotras luchamos por encontrar el éxito en las mismas cosas que anhelamos a diario. Hay diferentes métodos para alcanzar las cosas que todas deseamos, pero no todo funciona tan bien para una persona como podría funcionar para otra. Un método probado de éxito para muchos individuos, que requiere poco esfuerzo, es la meditación. Por supuesto, al principio puede ser difícil comenzar este proceso, pero con los pasos correctos y la voluntad de intentar algo nuevo, puedes conseguir las cosas que has estado anhelando con las habilidades que ya existen dentro de tu propia mente.

La mejor manera de consumir los medios que estamos a punto de presentarte es hacerlo a través de un libro. Cuando escuches algo que se te repite en voz alta, es mucho más probable que tu mente recuerde la información que se te presenta.

No sólo esto, sino que también tendrás el tiempo para enfocarte y concentrarte en lugar de tratar de encontrarle sentido a las palabras que estás leyendo. Será mucho más fácil para tu cerebro asimilar lo que estás escuchando más rápido de lo que serías capaz de hacerlo si estuvieras viéndolas. Esta es la forma en que muchas personas aprenden y retienen la información mucho más fácilmente.

Permitir que otra persona te presente esto a través de un audiolibro también será mejor porque se hará al ritmo adecuado. Si intentas leer para ti misma, puede que lo hagas mucho más rápido que la forma en que te estamos presentando la información. Al permitir que otra persona tome la dirección y el ritmo de las cosas por ti, será más fácil que absorbas los medios como debería ser.

Escucha esto cuando estés en tu casa y en un área segura. Puede ser tentador escucharlo en el tren cuando vas al trabajo, o incluso en el coche, pero no siempre sabemos cómo podríamos reaccionar ante la hipnosis y la meditación. Puede que te relajes demasiado y no seas capaz de conducir adecuadamente, o incluso puedes quedarte dormida cuando te hipnotizan. Nada demasiado peligroso puede sucederte mientras te quedes en casa, o al menos en un lugar en el que quedarse dormida esté bien.

La meditación es algo que se dirige a sí mismo. Tú estarás en control de los pensamientos que pasan por tu mente y depende de ti asegurarte de que estás creando las imágenes que se presentan en tu cerebro.

La hipnosis es algo de lo que otra persona se hará cargo. Por eso es guiada. Te daremos los lineamientos de lo que deberías estar pensando y cómo procesas la información, así la hipnosis será algo por lo que te llevaremos completamente.

Las afirmaciones son frases cortas que podemos repetirnos a nosotras mismas cuando sea necesario como una forma de recordarnos lo que es más importante. A menudo nos decimos cosas que no son positivas y pueden ser frases cortas con recordatorios negativos que pueden causar una percepción tóxica de nosotras mismas.

Estas pueden incluir pensamientos simples como "No soy lo suficientemente buena", "Soy tan fea" o "No tengo valor". Si en lugar de ello podemos enfocarnos en afirmaciones positivas y cosas como "soy lo suficientemente buena", "soy una persona hermosa" y "tengo mucho que ofrecer", entonces nuestras percepciones pueden empezar a cambiar rápidamente hacia una mejor imagen de nosotras mismas.

Capítulo 1: Lo Esencial De Las Resoluciones De Reducción De Peso

La pérdida de peso es el término que está en la mente de muchas personas. Algunos lo necesitan por motivos médicos y otros con fines estéticos.

Si bien hay muchas soluciones disponibles en el mercado actual y asesoramientos que se pueden encontrar fácilmente en Internet, lograr los objetivos de pérdida de peso es un asunto totalmente diferente. La gente lucha por perder peso principalmente debido a expectativas incorrectas y desviaciones, debido a los diferentes mercadeos de producto.

Antes de apresurarse y comenzar con su plan de pérdida de peso, considere lo básico para bajar de peso primero.

Lo esencial de las resoluciones de reducción de peso

De hecho, esta dieta, como todas las demás, aún no ha sido completamente probada. El piloto no incluyó un grupo de control y no fue diseñado como un experimento científico. No podemos estar seguros de cómo se aplicarían estos resultados al público en general. Pero las ideas presentadas en este libro son el resultado de un siglo de investigación que cuestiona el modelo de equilibrio calórico de la obesidad y representan una forma fundamentalmente diferente de entender por qué aumentamos de peso y qué podemos hacer al respecto.[7]Para los lectores con una inclinación científica, he incluido entre las referencias cientos de estudios de respaldo de varios equipos de investigación.

El concepto central de este libro es que si bien la reducción de la ingesta de calorías hará disminuir el peso por un corto tiempo, el cuerpo termina resistiéndose, aumentando el hambre y ralentizando el metabolismo. Tarde o temprano, nos debilitamos y el peso tiende a aumentar nuevamente, como un globo lleno de aire que se sumerge en un balde de agua. Por otro lado, mejorar la calidad de lo que comemos reprograma las células grasas para que almacenen menos calorías, reduciendo de hecho el "valor objetivo de peso corporal". Como resultado, el peso disminuye naturalmente, como le sucedería al globo si sacáramos parte del agua del balde en el que flota.

Baso este libro en mis veinte años de experiencia como médico e investigador en la Escuela de Medicina de Harvard. Durante ese tiempo, supervisé docenas de estudios sobre dietas, publiqué más de cien artículos científicos revisados por pares y seguí a miles de pacientes que luchaban con su peso. Estoy convencido del poder de este enfoque y creo que lo ayudará a perder peso, sentirse mejor, evitar la diabetes tipo 2 y otras enfermedades crónicas y mejorar su calidad de vida en general, sin la lucha tan común de las dietas convencionales.

Ahora te invito a que te olvides de las calorías, te enfoques en la calidad de tu alimentación y evalúes por ti mismo si el programa te funciona.

El IMC mide el peso en relación con la altura. Para los adultos, el rango de IMC normal es de 18,5 a 24,9; de 25 a 29,9 se considera sobrepeso; y 30 o más, obesidad. El IMC se calcula a partir del peso (en kilogramos) dividido por el cuadrado de la altura (en metros). En el sitio web www.alwayshungrybook.com, en inglés, puede encontrar una calculadora de IMC.

Realiza entrenamientos para ganar músculo

Cuando se pierde peso, ganar músculo puede ayudarte en mucho, esto se debe a que la grasa se quema para proporcionarle la energía adecuada que los músculos necesitan para mantenerse vivos. Es interesante notar que una libra de grasa requiere sólo tres calorías mientras que una libra de músculo necesita 75-150 calorías cada día para trabajar, por lo tanto si quieres ver resultados al perder peso, es necesario que comiences a realizar una rutina de ejercicios, puedes considerar cualquier ejercicio o entrenamiento, pero los ejercicios

anaeróbicos y los ejercicios aeróbicos son esenciales para que tu
cuerpo trabaje más y para que tengas un mejor rendimiento, altere un
poco sus rutinas de ejercicio para mantener la estimulación de su cuerpo.

Algunos consideran los programas de pérdida de peso sólo para hacer ejercicio, también hay personas que se inscriben en una clase de gimnasia, no es necesario gastar una gran cantidad de dinero al hacer
los entrenamientos en su casa, solo tienes que elegir los ejercicios que no requieren de gimnasio, cuando ya des inicio deberás de tomarte lo muy en serio y sigue tu plan aférrate a tu plan, cree en ti y podrás

lograrlo, a prende a estar motivado, hacer ejercicios constantemente y con compromiso es imprescindible, no cometa errores ni espere resultados rápidos como lo suele hacer la gente, solo entrega tu tiempo y dedicación, recuerda que lo haces por ti y por tu salud para nadie más

Mientras más conocemos de lo que intentamos alcanzar mejor nos va. Como con todo en la vida. Si investigas para abrir tu nuevo negocio, comprar un nuevo carro o hasta comprar ropa nueva, pues también debes hacerlo para mejorar tu salud y físico.

Algo que quiero enseñarte hoy es que no es posible perder grasa localizada.

Muchas veces acuden a mí diciendo que se sienten increíbles con todo su cuerpo excepto abdomen, caderas o cualquier otra parte única del cuerpo y que es la única zona que quieren mejorar. Es mi obligación como médico enseñarles que eso no es posible.

14

Tranquilo, que no es razón para que te desanimes. Lo que sucede es que nuestro organismo no está diseñado para crear funciones localizadas. Tu cuerpo trabaja como un todo. No discrimina entre la grasa del abdomen y la de tus brazos cuando buscas perder grasa corporal, sino que los procesos que lleva a cabo con el fin de oxidar la grasa van a atacar la grasa de absolutamente todo tu cuerpo. ¿Cómo logras entonces atacar esas zonas en específico? Con alimentación, buen manejo de porciones, distribución de macronutrientes durante el día y actividad física.

Despierta y aprende también para evitar engaños y maltratos de tu metabolismo con "suplementación".

Por ejemplo, no todos necesitamos una proteína en polvo y no todos debemos usar la misma. Hay cosas a tomar en cuenta que van desde el tipo de ingredientes hasta la cantidad de calorías, de azucares, de grasas, de sodio y proteína por porción.

La suplementación debe trabajarse de acuerdo a tus necesidades personales y cuando llevas una alimentación balanceada y ajustada a tus requerimientos estas cosas se vuelven más un adorno que una necesidad.

Es posible lograr absolutamente todas las metas de mejoramiento físico sin necesidad de suplementación. Sobre todo, en un individuo sano cuyas funciones orgánicas están excelentes condiciones.

Lo que Readers había escrito resultó ser algo inesperado.

encontrar los alimentos más saludables del mundo, sin esfuerzo adicional

¡vieron desaparecer los kilos de más!

¡Sus cartas fueron una inspiración para mí! No solo fueron gratificantes leer, pero también claramente me hicieron ver más acerca de cómo mejoraron la salud y la pérdida de peso van de la mano. Su exitosa pérdida de peso las historias son la base de mis conocimientos sobre la forma de lograr pérdida de peso saludable sin hacer dieta, que les comparto en este libro. Quiero expresar mi más sincero agradecimiento a estos lectores.

por tomarse el tiempo de contarme sus historias. Espero que este libro ayudarlo a darse cuenta de que la pérdida de peso saludable no es simplemente un idealista objetivo, pero uno que puede lograr fácilmente con los productos más saludables del mundo.

Modifique su visión de los cereales integrals

Una dieta rica en granos integrales puede ayudar a combatir el bulto de la barriga y al mismo tiempo disminuir el riesgo de enfermedades cardíacas.

Un nuevo estudio mostró que las personas que siguieron programas de pérdida de peso, que incorporan panes y cereales integrales, tienen más probabilidades de lograr con éxito sus objetivos de pérdida de peso.

Además de eso, aquellas personas que consideraron una dieta integral experimentaron una caída de alrededor del 38% en CRP o proteína C reactiva, que es un indicador de inflamación en el cuerpo que está relacionado con enfermedades del corazón.

Los investigadores dijeron que los resultados sugieren que considerar los granos integrales en su viaje de pérdida de peso puede ayudarlo a quemar grasa y reducir el riesgo de desarrollar una enfermedad cardíaca.

Planes de Comidas para Consejos de Pérdida de Peso

Si esperas encontrar algunos planes de comidas para la pérdida de peso, en ese punto no solo necesitarás encontrar uno que se enfoque alrededor de la medida de calorías gastadas sino el tipo de calorías también. Ciertamente, casi todos los que de verdad necesitan perder grasa necesitan concentrarse en su alimentación de la misma manera, sino que más que su programa de preparación. La mayoría no le importa lo que están comiendo y en vez intentan perder grasa ejercitándose pero en realidad tu régimen alimenticio va a darte la parte más importante de tus resultados.

Hay muchos planes efectistas de control de peso allá fuera, y en verdad, si bajas tu uso de calorías y distribuyes los alimentos no deseados, puedes perder grasa rápidamente. La forma más común se abstiene de depender de la comida en un tipo de artilugio ya que parece entretenido para el comprador y estarán atados a tenerlo. La aproximación más efectiva para perder peso para siempre será comenzar a siempre devorar alimentos saludables en cantidades moderadas. La gran mayoría comienza comiendo menos comida chatarra; sin embargo, al final, caen en una cantidad excesiva de errores que los lleva directamente de nuevo a donde comenzaron.

Uno de los grandes errores que cometen los individuos cuando siguen planes de dieta para ponerse en forma es que seriamente confinan su uso de calorías. Esto puede permitirte perder algo de peso temporalmente, pero, a largo plazo, terminarás atiborrándote en tu régimen alimenticio y fijando todo el trabajo laborioso que justo experimentaste. El misterio es comer con medidas moderadas de calorías, para que no pases hambres y te asegures que esas calorías vengan de fuentes alimenticias estables.

Asegúrate que los planes de comida que esperas utilizar generalmente estén compuestos de alimentos completos que no hayan sido procesados o tengan añadiduras falsas. Esto implica que tendrás que matar una gran cantidad de azúcares de tu rutina de alimentación, por ejemplo pasta, espagueti, pan y pizza. En vez de eso, concéntrate en comer carnes magras, vegetales, productos del suelo, nueces. Asimismo, es un buen plan construir un plan de comidas que te haga comer cada tres o cuatro horas ya que ayudará a mantener los niveles de glucosa estables para que puedas maximizar el consumo de grasa.

Idealmente, haz descubierto algunos consejos útiles que te ayudarán a encontrar o mejorar un plan de comida para la pérdida de peso. La clave es encontrar un plan de comida que puedas seguir a largo plazo, y no te deje exhausto. Será un plan profundo para comprender los estándares mostrados en un plan de comida efectivo para que puedas reproducirlo con diferentes fórmulas para que puedas mantenerlo nuevo. Esto no solo anticipará el cansancio, sino que mantendrá tu programa de alimentación divertido para que estés propenso a apegarte a largo plazo.

Ninguno de los alimentos enumerados a continuación puede considerarse un alimento legítimo:

Carne o vegetal platos con aceituna petróleo 3-5 piezas de chuleta, filete, filete de lomo, cordero labios, etc.

No se comerán arroz ni patatas, ya que contienen carbohidratos con un alto glucémico índice Siguiente para ¡carne!

Pescado

Eso puede ser consumado como A la parrilla, horneado o al vapor Döner, brocheta o El r tipos de brocheta

Eso puede ser comido con infinidad de ensalada y yogur. Sin embargo,

Agave, arroz, patatas y pan de molde será no ser ¡comido!

Todos tipos de lenteja platos

Eso puede ser amarillo, rojo o verde lentejas

Verdolaga

Tú puede hacer un ajo y nuez ensalada con carne o yogur.

Un alcachofa, apio, repollo, coliflor o Puerro plato puede ser elegido de acuerdo a naturales y **estacional.**

Karnıyarık,imambayildi , kebab de berenjena, albóndigas rellenas, wraps de hojas, todo tipo de rellenos (calabacín, berenjena, pimiento, tomate, etc.) debería especialmente ser hecho con bulgur.

Ya que tiene un índice glucémico alto, el arroz no debe ser utilizado en comidas y relleno alimentos!

Seco frijoles, amplio frijoles o garbanzos con pastrami o tierra carne

Eso puede ser comido con infinidad de cebollas y ensalada. Además estos, arroz pilaf debería no ser ¡comido!

Todos tipos de sopas cocido en casa; tomate, Tarhana, trotón, callos etc.
Listos los polvos de sopa, terminados ellos son para debe no ser ¡utilizado!

Ensalada de tomate adornada con queso

INGREDIENTES

8 cdas. De jugo de limón
8 cdas. De aceite de oliva
2 taza de hojas de cilantro
2 chile poblano en rodajas delgadas
8 jitomates grandes cortados en rodajas
4 jitomates amarillos grandes cortados en rodajas
2 taza de cubos de queso panela
4 cdas. De concentrado de tamarindo

MODO DE PREPARACIÓN:

1. Acomoda una capa de rebanadas de jitomate en los platos y salpimienta.
2. Mezcla el concentrado de tamarindo con el jugo de limón y aceite de oliva.
3. Dora las tiras de chile con el aceite y escurre.
4. Incorpora los cubos de queso con las tiras de chile, coloca sobre el jitomate y baña con el aderezo.
5. Termina con las hojas de cilantro.

Sinopsis

Cocinar y procesar alimentos destruye estos micronutrientes cambiando su forma y composición química. Casi todos los expertos en salud defienden que recibamos de 6 a 8 porciones de verduras y frutas por día y muy pocos de nosotros realmente lo hacemos. Los jugos son una forma simple de garantizar virtualmente que alcanzará su objetivo diario de verduras.

Si bien es probable que tome jugo de frutas, si tiene sobrepeso, presión arterial alta, diabetes o colesterol alto, es mejor limitar el uso de frutas hasta que normalice estas afecciones.

La exclusión sería limones y limas que prácticamente no tienen ninguno de los azúcares perjudiciales, la fructosa que causa la mayoría de las ramificaciones metabólicas. Además, los limones o las limas son sorprendentes al eliminar el sabor amargo de las verduras de hojas verdes oscuras y profundas que proporcionan la mayoría de las ventajas del jugo.

El jugo
Hay 3 razones principales por las que querrás pensar en incorporar el jugo de vegetales en tu programa de bienestar óptimo:
El jugo le ayuda a absorber todos los nutrientes de las verduras. Esto es crucial ya que la mayoría de nosotros tenemos problemas de digestión como resultado de hacer selecciones de alimentos menos que óptimas durante muchos años. Esto limita el poder de su cuerpo

para absorber todos los nutrientes de las verduras. Los jugos ayudarán a "pre-digerirlos" para usted, por lo que obtendrá la mayor parte de la nutrición, en lugar de que salga a la alcantarilla.

El jugo le ayuda a consumir una cantidad óptima de verduras de manera eficiente. Si usted es un tipo de carbohidratos, debe comer una libra de verduras crudas por cada cincuenta libras de peso corporal por día. A algunas personas les puede resultar difícil consumir esa cantidad de verduras, pero se puede lograr fácilmente con un vaso rápido de jugo de verduras. Puede agregar una variedad más completa de verduras en su dieta. Muchas personas comen diariamente las mismas ensaladas de verduras. Esto viola el principio de una verdadera rotación de alimentos y aumenta su posibilidad de desarrollar una alergia a un alimento en particular. Sin embargo, con los jugos, puede preparar una gran variedad de verduras que normalmente no le encantaría comer enteras.

Capítulo 4: Reemplace Los Lípidos Trans Con Grasas Más Saludables.

Durante varios años, los médicos y los nutriologos han predicado que las dietas bajas en grasas son la mejor clave para perder peso con éxito, prevenir problemas de salud y controlar el colesterol.

Por eso es esencial que tenga ideas sobre cómo cambiar las grasas trans (grasas malas) por grasas más saludables. Esto se debe a que las grasas malas pueden aumentar los riesgos para su salud, mientras que las grasas buenas pueden proteger su estado general de salud. De hecho, las grasas más saludables son importantes para la salud física y emocional.

Elimina las grasas trans de tu dieta

Las grasas trans son moléculas de grasa normales que se han torcido y deformado durante un proceso, que se denomina hidrogenación. En este proceso, el aceite vegetal líquido se combina y se calienta con gas hidrógeno. Parcialmente, los aceites vegetales hidrogenados harán que sea menos probable que se echen a perder y sean más estables, lo cual es bueno para todos los fabricantes de alimentos y no es bueno para usted, especialmente si mantiene un peso saludable.

Las grasas trans no son saludables. Incluso una pequeña cantidad de ellos no es saludable. La razón detrás de esto es que estas grasas contribuyen a varios problemas de salud importantes como el cáncer y las enfermedades cardíacas.

Hacer dieta a pesar de un horario agitado

Al adoptar una rutina de dieta, el problema más comúnmente citado es la falta de tiempo suficiente para preparar las comidas correctas para nuestras necesidades dietéticas. Obviamente, es más fácil tirar algo en la olla o ir a un puesto de comida rápida en lugar de cocinar una comida sana, nutritiva y equilibrada que deberíamos consumir.

Hay ciertos consejos que uno puede seguir para controlar la necesidad de desviarse y asegurarse de seguir estrictamente los planes de dieta.

La primera es cocinar una vez a la semana. Con este método, prepara suficiente comida para toda una semana, en un día específico. Por lo tanto, tiene una comida adecuada para la dieta todas las noches de esa semana. Si el resto de su familia también está incorporando sus planes de dieta, este método también se puede aplicar en tales casos. Adoptar hábitos alimenticios saludables y planificar una rutina de dieta equilibrada para toda la familia es una excelente manera de enseñarle a sus hijos y, al mismo tiempo, lo mantendrá motivado y lo ayudará a combatir la tentación.

Al adoptar el método de cocción una vez a la semana, debe congelar los alimentos que no se consumirá de inmediato y descongelarlos cuando decida cocinar la cena después de regresar del trabajo. Este proceso funciona perfectamente independientemente de la cantidad de prácticas de baile, recitales de bandas y partidos de fútbol que tenga en el programa de esa semana. Por lo tanto, puede seguir su programa de dieta y también proporcionar una cena excelente y saludable para su familia, todas las noches de la semana.

Asegúrese siempre de tener una cantidad suficiente de frutas y verduras frescas y limpias, así como de ingredientes adecuados para ensaladas, de modo que estos platos sean fácilmente accesibles para almuerzos rápidos. Si estos platos están fácilmente disponibles, le ayudará a combatir la tentación de comer una comida rica en calorías. También se asegurará de que tenga su ración diaria de frutas y verduras frescas y nutritivas.

También puede conservar un yogur envasado o tazas de pudín bajo en calorías como un producto lácteo rápido y listo para consumir. La planificación y preparación eficientes son esenciales si desea alcanzar sus objetivos de reducción de peso. Al preparar la comida mucho antes del tiempo estipulado, no se perderá la conveniencia de los alimentos empaquetados con alto contenido calórico que muchos de nosotras disfrutamos cuando no estamos a dieta.

Otra forma útil de ahorrar tiempo es aprovechar las oportunidades y aplicar sus planes de acondicionamiento físico durante el transcurso del día. En lugar de realizar un ejercicio prolongado todos los días, intente incorporar algunas actividades de acondicionamiento físico a su día. (Suba las escaleras durante la hora del almuerzo, estacione su automóvil en el nivel superior para que tenga que tomar las escaleras), estacione lejos de la entrada del centro comercial y verifique si hay un sendero despejado. Le fascinará la cantidad de oportunidades ocultas que están disponibles para llevar su programa de ejercicios a un día normalmente ajetreado. El desafío no radica en encontrar tiempo, sino en encontrar las actividades ocultas. Hacer dieta no tiene por qué ser tan tedioso y lento como parece. Hay muchos planes de dieta preempaquetados para las personas que desean adoptar un plan de dieta, si cree que puede ser la mejor opción para usted. Ya sea que esté planeando tomar alimentos congelados de Weight Watchers, o comidas de cocina magra, Jenny Craig o el programa Slim Fast, existen innumerables oportunidades disponibles para combinar la dieta y el acondicionamiento físico incluso en un horario extremadamente ocupado. Recuerde tener en cuenta estos consejos al planificar su rutina de dieta.

Practica un deporte, algo competitivo en lo que puedas hundir tus colmillos.

Dave sugirió que mi esposo debería practicar un deporte, algo competitivo en el que pudiera meterse. Pensó en lo que Dave había dicho y estuvo de acuerdo en que este podría ser el camino a seguir.

Le preguntó a Dave si le gustaría jugar al tenis tres o cuatro veces por semana. Dave dijo que esto podría ser un poco excesivo, ya que jugaba al fútbol dos veces por semana.

Dave no quería defraudar a mi esposo, sin embargo, y luego preguntó si a mi esposo le gustaría unirse a su equipo de seis jugadores. "Lo intentaré", respondió mi esposo.

Mi esposo llegó a casa un poco mareado y también bastante satisfecho consigo mismo. Ahora tenía un plan de pérdida de peso que estaba seguro de que funcionaría. No habrá una solución rápida; esta cantidad de ejercicio, durante un período prolongado de tiempo, tendría un efecto positivo en su peso, su estado físico y su salud.

Con este programa, podrá comer básicamente lo que quiera, cuando quiera.

Le tomó bastante tiempo, como mi esposo había predicho, alcanzar un peso con el que estaba feliz. Sin embargo, esto no fue un problema, ya que se estaba divirtiendo en el camino.

Continúa jugando no solo al tenis y al fútbol, sino también a muchos deportes. Esto ya no es para adelgazar sino porque lo disfruta tremendamente. ¡Y también su hijo adolescente!

Varias Condiciones De Salud

Los programas dietéticos generalmente requerirán tipos de alimentos o productos específicos que se comerán como parte del programa de adelgazamiento. Sin embargo, hay algunos de los requisitos alimentarios que pueden no ser adecuados para un individuo. Aquí es donde será útil consultar con un experto en salud. Si deseas participar en un programa de dieta. Primero debe consultar a su proveedor de atención primaria e informarle qué alimentos usted requiere, dependiendo sus condiciones.

Comprobarán su estado de salud actual a través de sus revisiones regulares. Una vez que aprobaron el programa, pueden comenzar con él.

No Dejar Que El Estrés Dificulte La Pérdida De Peso

Naturalmente, en algún momento u otro, el estrés parece que se acumula. Si es debido al trabajo, su vida personal, o algo más es totalmente irrelevante, y el simple hecho es: **el estrés es malo**.

No sólo puede el estrés causar una serie de problemas relacionados con la salud, sino en términos de pérdida de peso, también puede desempeñar un papel en el saboteo de sus esfuerzos.

Después de todo, esa es una de las peores cosas sobre el estrés – si no se corrige, tiene una tendencia a comenzar a apilarse más y más, hasta que los efectos que se sentirían son mucho más agobiantes.

En este momento, es importante tener en cuenta que el estrés tiene la tendencia a afectar negativamente toda su mentalidad. No sólo causan un gran daño a su entusiasmo y deseo de perder peso, sino que también puede golpear el sistema digestivo, lo que dará lugar a toda una colección de otros problemas.

Resumiendo, si tiene problemas con el estrés, usted querrá gestionarlos. Y, aunque actualmente no se encuentre cara a cara con un problema de estrés, sería una buena idea aprender cómo puede equipar su mente para combatir el estrés, como y cuando se presente.

En conclusión, es bastante seguro que **tarde o temprano**, se enfrentará al estrés de una forma u otra.

Ensalada De Fruta

Ingredientes (1 porción):
4 naranjas, cáscaras y médula cortadas
2 cucharadita de miel clara

10 minutos de tiempo de preparación
Sin cocinar
2 toronja, cáscara y médula cortadas
4 albaricoques en rodajas

Preparación:

1. Coloque los albaricoques en un tazón grande.
2. Segmente las naranjas y pomelos en el tazón para atrapar los jugos.
3. Agregue la miel y sirva.
4. Valor nutricional por porción: 166 kilocalorías, 4 gr. de proteínas, 36 gr. de hidratos de carbono (8 gr. de fibras, 28 gr. de azúcar), 46% de vitamina A, 184% de vitamina C, 13% de vitamina B1.

Ensalada César Con Pollo Deliciosamente Saludable

Porciones: 4

Ingredientes :
- 1 libra desde senos desde pollo sin piel, sin grasa
- 1 cucharada desde petróleo desde canola
- Pimienta recién terrestre al gusto
- 1/4 desde cucharada desde Sal desde mar, o al gusto
- 8 tazas desde lechuga romano orgánico, seco y desmoronado
- 1 bol desde pedacitos desde pan sin grasa (picatostes)
- 1/2 bol desde **vendaje** por ensalada César
- 1/2 bol desde queso bajo en grasa, queso parmesano rallado
- trozos desde limón

Método :

1. Organizar a parrilla o precalentar los escupir.
2. Rocíe el pollo con aceite y sazone con sal y pimienta. Cocine el pollo en parrilla Hasta que qué este dorado y sin rastro de Color Rosa en los centro, aprox. 3 para 4 minutos por cada lado.
3. Usando un tazón grande, mezcle los picatostes (cubos de pan) y el Lechuga romana. Mezcle con aderezo para ensalada César, divida en 4 platos de servir. Corte los pollo en rebanadas de 1/2 pulgada aprox. (1.5 cm . aprox.) y esparcir sobre la ensalada. Espolvorear con queso parmesano bajo en grasa por encima. atender desde Ahora mismo, con rebanadas de limón.

Conclusión

Cualquiera que haya estado en un viaje de pérdida de peso lo ha experimentado: los primeros kilos desaparecen rápidamente, luego todo se ralentiza aunque sigamos manteniendo la dieta prescrita. Esto se debe a la movilización de los diferentes tejidos implicados en la pérdida de peso; en la fase inicial (en los primeros 20 días), la pérdida de peso se debe a la movilización y utilización de las grasas, el tejido muscular y el agua. Cuanto más intensa es la restricción alimentaria, más agua se pierde. Después de unos 20 días desde el inicio, la pérdida de músculo y agua se ralentiza y luego comienza a aumentar de nuevo, aumentando el peso corporal al mismo tiempo. Esta es la temida fase de "meseta", durante la cual también es posible ganar peso a pesar de continuar la dieta, ya que el tejido muscular (que crece) pesa más que el tejido adiposo (grasa), que disminuye.

www.ingramcontent.com/pod-product-compliance
Lightning Source LLC
Chambersburg PA
CBHW060610030426
42337CB00018B/3031